認知症を予防する 1日遅れの日記帳 90日分

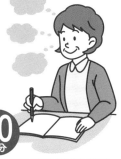

今日から始めよう、いきいき脳活ダイアリー

神経内科医 医学博士 **米山 公啓** 監修

常用版

······ はじめに ······

認知症予防に、1日遅れの日記を書こう！

　認知症の予防には、ふだんの生活のなかでいかに脳を活性化していくかが大事です。たとえば、過去の記憶を一生懸命に引き出そうとすることが脳を活性化し、脳を鍛えることにつながります。日記を書くことは認知症予防に効果があるといわれるゆえんでもあります。

　その日1日のことを思い出しながら書く日記は、「想起トレーニング」といって、脳を刺激し、物事を思い出すトレーニングになります。

　アルツハイマー型認知症になると最初に壊れ始めるのが、短期記憶を司る脳の「海馬」という部分。日記を書く、しかも1日遅れの日記を書くことは、想起トレーニングとして海馬を鍛える訓練になります。

◉なぜ"1日遅れ"か？

　認知症かどうか、医師が最初に行う一番簡単なテストは「昨日、夕食は何を食べたか」を問うものです。それがクリアできるあいだは大丈夫と思っていいでしょう。逆に健康な人でも2日前に何を食べたかは、すぐには思い出せないもの。1日遅れで日記を書くことが、適度な訓練であり、脳のチェック方法なのです。

◉効果的な日記のつけ方

　まずは、昨日夕食は何を食べたかを日記に書きましょう。そうすると、誰と食べたか、その日何をしたかなどが芋づ

る式に思い出されてきます。そうやって、1行でも2行でも、日記帳の空白を埋めていきます。

　また、日記はできれば手で書くことが望ましいのです。「手は外部の脳」とか「第2の脳」といわれるくらい、手を使うことで、脳の広い範囲が刺激されます。

　ペンフィールドの脳地図（下図）というのがあります。大脳の運動野・感覚野が、体のどの部分と対応しているかを表したものですが、手（特に親ゆび）の領域が異様に大きいことがわかると思います。それだけ手指を使うことで、脳のなかの広い領域を刺激することができます。

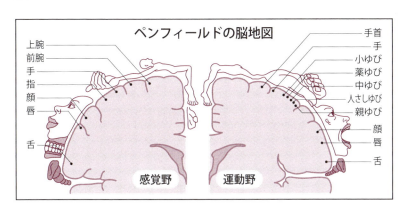

　そして、嫌なことは書かず、楽しかったこと、うれしかったことだけを書くようにしましょう。脳はストレスに弱くポジティブ志向です。嫌なことを思い出すと神経細胞が壊れますが、楽観的にいいことだけを記録するとストレス解消にもなります。

　1日遅れに慣れ、自信もゆとりもできたら、2日遅れにして難易度を上げてみましょう。こうして記憶を再認識することで、記憶力は鍛えられ、脳は確実に活性化します。

（神経内科医・米山公啓 談）

本書の使い方

　この日記は、思い立ったとき、いつでも書き始められるよう、日付や曜日は空白になっています。まずは、日付と曜日を書き入れましょう。本書では3か月分の日記が用意されています。

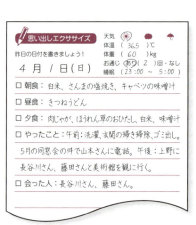

思い出しエクササイズ

　1日遅れの日記を記入します。まず、昨日の食事内容を記入しましょう。あとは、できるところから書き始めましょう。すでに書き入れておいた項目にしたがって記入してもいいですし、ご自身で項目を考えてみるのもいいでしょう。

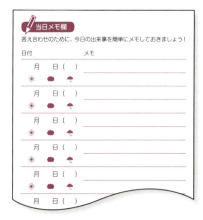

当日メモ欄

　今日のことを書くメモ欄です。1日遅れの日記を記入するにあたって、どうしても思い出せないときに振り返るための"よすが"としてください。符丁でも一言メモでもOKです。記憶を確実なものにするには書くこと。これが物忘れ防止の確実な方法です。3か月分が巻末にまとめられています。

思い出しエクササイズ

1か月目

さあ、1日遅れの日記をつけ始めましょう！
毎日少しでもいいので、続けることが大切です。

今月の目標

_____

_____

_____

_____

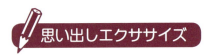

思い出しエクササイズ

昨日の日付を書きましょう！

月　　日（　）

天気　☀　☁　☂
体温　（　　　）℃
体重　（　　　）kg
お通じ　あり（　　）回・なし
睡眠　（　：　～　：　）

□ 朝食：

□ 昼食：

□ 夕食：

□ やったこと：

□ 会った人：

□ 楽しかったこと・よかったこと：

チャレンジ！

印象に残ったニュースを三つ書き出してください。

さらに脳を活性化

思い出しエクササイズ

天気 ☀ ☁ ☂
体温 (　　　)℃
体重 (　　　)kg
お通じ あり(　　)回・なし
睡眠 (　:　　～　:　　)

昨日の日付を書きましょう！

　月　　日（　）

□ 朝食：

□ 昼食：

□ 夕食：

□ やったこと：

□ 会った人：

□ 楽しかったこと・よかったこと：

1か月目

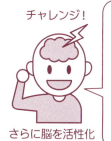

チャレンジ！

さらに脳を活性化

どのような服を着ていたかを、なるべく詳しく書き出してください。

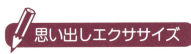 思い出しエクササイズ

天気 ☀ ☁ ☂
体温 (　　　)℃
体重 (　　　)kg
お通じ あり(　　)回・なし
睡眠 (　:　　~　:　　)

昨日の日付を書きましょう！

　月　　　日（　）

□ 朝食：

□ 昼食：

□ 夕食：

□ やったこと：

□ 会った人：

□ 楽しかったこと・よかったこと：

チャレンジ！
さらに脳を活性化

印象に残ったテレビ（ラジオ）番組名を一つあげ、内容を書き出してください。

思い出しエクササイズ

昨日の日付を書きましょう！

月　　日（　）

天気　
体温　（　　　　）℃
体重　（　　　　）kg
お通じ　あり（　　）回・なし
睡眠　（　　：　　～　　：　　）

□ 朝食：

□ 昼食：

□ 夕食：

□ やったこと：

□ 会った人：

□ 楽しかったこと・よかったこと：

1か月目

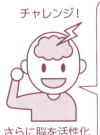

チャレンジ！

最近、季節を感じた出来事を一つ書き出してください。

さらに脳を活性化

思い出しエクササイズ

昨日の日付を書きましょう！

月　　日（　）

天気　☀　☁　☂
体温　（　　　）℃
体重　（　　　）kg
お通じ　あり（　　）回・なし
睡眠　（　　：　　～　　：　　）

☐ 朝食：

☐ 昼食：

☐ 夕食：

☐ やったこと：

☐ 会った人：

☐ 楽しかったこと・よかったこと：

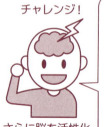

チャレンジ！

最後に送った手紙やメールは誰宛のもので、どのような内容でしたか？

さらに脳を活性化

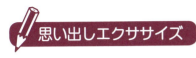

思い出しエクササイズ

昨日の日付を書きましょう！

月　　　日（　　）

天気　☀　　☁　　☂
体温　（　　　　）℃
体重　（　　　　）kg
お通じ　あり（　　）回・なし
睡眠　（　：　　～　：　）

□ 朝食：

□ 昼食：

□ 夕食：

□ やったこと：

□ 会った人：

□ 楽しかったこと・よかったこと：

1か月目

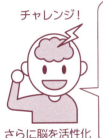

チャレンジ！

さらに脳を活性化

この日支払ったものの項目と金額を、できる限り思い出して書いてください。

思い出しエクササイズ

昨日の日付を書きましょう！

月　　日（　　）

天気　☀　　☁　　☂
体温　（　　　　）℃
体重　（　　　　）kg
お通じ　あり（　　）回・なし
睡眠　（　：　～　：　）

□ 朝食：

□ 昼食：

□ 夕食：

□ やったこと：

□ 会った人：

□ 楽しかったこと・よかったこと：

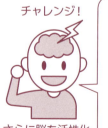

チャレンジ！

さらに脳を活性化

印象に残ったニュースを三つ書き出してください。

思い出しエクササイズ

天気 ☀ ☁ ☂
体温 (　　　) ℃
体重 (　　　) kg
お通じ あり(　　)回・なし
睡眠 (　：　〜　：　)

昨日の日付を書きましょう！

　　月　　　日 (　　)

□ 朝食：

□ 昼食：

□ 夕食：

□ やったこと：

□ 会った人：

□ 楽しかったこと・よかったこと：

1か月目

チャレンジ！

さらに脳を活性化

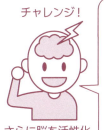

どのような服を着ていたかを、なるべく詳しく書き出してください。

思い出しエクササイズ

昨日の日付を書きましょう！

月　　日（　　）

天気　☀　☁　☂
体温　（　　　）℃
体重　（　　　）kg
お通じ　あり（　　）回・なし
睡眠　（　　:　　～　　:　　）

☐ 朝食：

☐ 昼食：

☐ 夕食：

☐ やったこと：

☐ 会った人：

☐ 楽しかったこと・よかったこと：

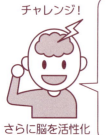

チャレンジ！

さらに脳を活性化

印象に残ったテレビ（ラジオ）番組名を一つあげ、内容を書き出してください。

思い出しエクササイズ

昨日の日付を書きましょう！

月　　日（　　）

天気　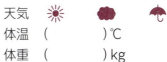
体温　（　　　　）℃
体重　（　　　　）kg
お通じ　あり（　　）回・なし
睡眠　（　：　　～　：　　）

□ 朝食：

□ 昼食：

□ 夕食：

□ やったこと：

□ 会った人：

□ 楽しかったこと・よかったこと：

1か月目

チャレンジ！
さらに脳を活性化

最後に送った手紙やメールは誰宛のもので、どのような内容でしたか？

思い出しエクササイズ

天気 ☀ ☁ ☂
体温（　　　）℃
体重（　　　）kg
お通じ　あり（　　）回・なし
睡眠（　：　　～　：　）

昨日の日付を書きましょう！

　　月　　　日（　　）

☐ 朝食：

☐ 昼食：

☐ 夕食：

☐ やったこと：

☐ 会った人：

☐ 楽しかったこと・よかったこと：

チャレンジ！
さらに脳を活性化

この日支払ったものの項目と金額を、できる限り思い出して書いてください。

思い出しエクササイズ

昨日の日付を書きましょう！

月　　日（　）

天気　
体温　（　　　）℃
体重　（　　　）kg
お通じ　あり（　　）回・なし
睡眠　（　：　～　：　）

☐ 朝食：

☐ 昼食：

☐ 夕食：

☐ やったこと：

☐ 会った人：

☐ 楽しかったこと・よかったこと：

1か月目

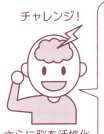

チャレンジ！

さらに脳を活性化

最近、一番笑った出来事を書き出してください。

思い出しエクササイズ

昨日の日付を書きましょう！

　　月　　　日（　　）

天気　☀　　☁　　☂
体温　（　　　　）℃
体重　（　　　　）kg
お通じ　あり（　　）回・なし
睡眠　（　　:　　～　　:　　）

□ 朝食：

□ 昼食：

□ 夕食：

□ やったこと：

□ 会った人：

□ 楽しかったこと・よかったこと：

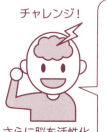

チャレンジ！

さらに脳を活性化

小学6年生のときの同級生の名前を3人書き出してください。

🖉 思い出しエクササイズ

天気 ☀
体温（　　　）℃

昨日の日付を書きましょう！
体重（　　　）kg
お通じ　あり（　　）回・なし

月　　　日（　　）
睡眠（　：　～　：　）

□ 朝食：

□ 昼食：

□ 夕食：

□ やったこと：

□ 会った人：

□ 楽しかったこと・よかったこと：

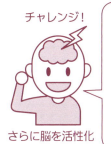

チャレンジ！
さらに脳を活性化

印象に残ったニュースを三つ書き出してください。

1か月目

思い出しエクササイズ

天気 ☀ ☁ ☂
体温 (　　　)℃
体重 (　　　)kg
お通じ あり(　　)回・なし
睡眠 (　:　　～　:　　)

昨日の日付を書きましょう！

　月　　日(　)

□ 朝食：

□ 昼食：

□ 夕食：

□ やったこと：

□ 会った人：

□ 楽しかったこと・よかったこと：

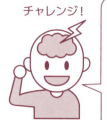

チャレンジ！
さらに脳を活性化

どのような服を着ていたかを、なるべく詳しく書き出してください。

🖉 思い出しエクササイズ

昨日の日付を書きましょう！

　月　　日（　）

天気　☀　☁　☂
体温　（　　　）℃
体重　（　　　）kg
お通じ　あり（　　）回・なし
睡眠　（　：　～　：　）

☐ 朝食：

☐ 昼食：

☐ 夕食：

☐ やったこと：

☐ 会った人：

☐ 楽しかったこと・よかったこと：

チャレンジ！

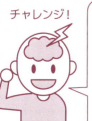

さらに脳を活性化

印象に残ったテレビ（ラジオ）番組名を一つあげ、内容を書き出してください。

1か月目

思い出しエクササイズ

昨日の日付を書きましょう！

月　　日（　）

天気　☀　☁　☂
体温（　　）℃
体重（　　）kg
お通じ　あり（　）回・なし
睡眠（　：　～　：　）

☐ 朝食：

☐ 昼食：

☐ 夕食：

☐ やったこと：

☐ 会った人：

☐ 楽しかったこと・よかったこと：

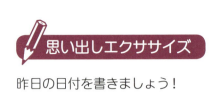

チャレンジ！

最後に送った手紙やメールは誰宛のもので、どのような内容でしたか？

さらに脳を活性化

📝 思い出しエクササイズ

天気 ☀ ☁ ☂
体温 (　　　)℃
体重 (　　　)kg
お通じ　あり(　)回・なし
睡眠 (　：　～　：　)

昨日の日付を書きましょう！

　月　　日(　)

□ 朝食：

□ 昼食：

□ 夕食：

□ やったこと：

□ 会った人：

□ 楽しかったこと・よかったこと：

1か月目

チャレンジ！

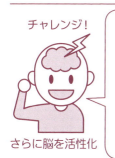

さらに脳を活性化

この日支払ったものの項目と金額を、できる限り思い出して書いてください。

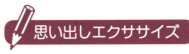 思い出しエクササイズ

昨日の日付を書きましょう！

月　　日（　　）

天気　☀　　☁　　☂
体温　（　　　）℃
体重　（　　　）kg
お通じ　あり（　　）回・なし
睡眠　（　：　～　：　）

□ 朝食：

□ 昼食：

□ 夕食：

□ やったこと：

□ 会った人：

□ 楽しかったこと・よかったこと：

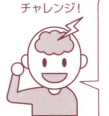
チャレンジ！
さらに脳を活性化

好きな小説を1冊あげ、登場人物名をできる限り書き出してください。

思い出しエクササイズ

天気
体温 （　　　　）℃

昨日の日付を書きましょう！

体重 （　　　　）kg
お通じ　あり（　　）回・なし
睡眠 （　：　～　：　）

月　　日（　）

□ 朝食：

□ 昼食：

□ 夕食：

□ やったこと：

□ 会った人：

□ 楽しかったこと・よかったこと：

1か月目

チャレンジ！

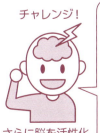

さらに脳を活性化

10代、20代のときに好きだった有名人を3人あげてください。

🖉 思い出しエクササイズ

天気 ☀ ☁ ☂
体温 (　　　) ℃
体重 (　　　) kg
お通じ　あり (　　) 回・なし
睡眠 (　：　～　：　)

昨日の日付を書きましょう！

　月　　日（　）

☐ 朝食：

☐ 昼食：

☐ 夕食：

☐ やったこと：

☐ 会った人：

☐ 楽しかったこと・よかったこと：

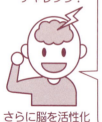

チャレンジ！

さらに脳を活性化

印象に残ったニュースを三つ書き出してください。

✏️ 思い出しエクササイズ

天気 ☀️
体温 (　　　　) ℃
体重 (　　　　) kg
お通じ　あり (　　) 回・なし
睡眠 (　：　　～　：　　)

昨日の日付を書きましょう！

月　　　日 (　　)

□ 朝食：

□ 昼食：

□ 夕食：

□ やったこと：

□ 会った人：

□ 楽しかったこと・よかったこと：

1か月目

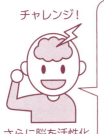

チャレンジ！

さらに脳を活性化

どのような服を着ていたかを、なるべく詳しく書き出してください。

思い出しエクササイズ

昨日の日付を書きましょう！

月　　日（　　）

天気　☀　☁　☂
体温　（　　　）℃
体重　（　　　）kg
お通じ　あり（　　）回・なし
睡眠　（　：　～　：　）

□ 朝食：

□ 昼食：

□ 夕食：

□ やったこと：

□ 会った人：

□ 楽しかったこと・よかったこと：

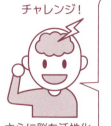

チャレンジ！

さらに脳を活性化

幼少期、家族との思い出で幸せな思い出を一つあげてください。

🖊 思い出しエクササイズ

天気 ☀
体温 (　　　　)℃
体重 (　　　　)kg
お通じ　あり(　　)回・なし
睡眠 (　：　　～　　：　　)

昨日の日付を書きましょう！

月　　　日(　　)

□ 朝食：

□ 昼食：

□ 夕食：

□ やったこと：

□ 会った人：

□ 楽しかったこと・よかったこと：

1か月目

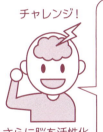

チャレンジ！

さらに脳を活性化

最後に送った手紙やメールは誰宛のもので、どのような内容でしたか？

思い出しエクササイズ

昨日の日付を書きましょう！

月　　日（　）

天気　☀　☁　☂
体温　（　　　）℃
体重　（　　　）kg
お通じ　あり（　　）回・なし
睡眠　（　：　～　：　）

☐ 朝食：

☐ 昼食：

☐ 夕食：

☐ やったこと：

☐ 会った人：

☐ 楽しかったこと・よかったこと：

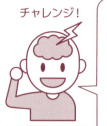

チャレンジ！

さらに脳を活性化

この日支払ったものの項目と金額を、できる限り思い出して書いてください。

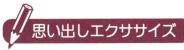 思い出しエクササイズ

天気　　　☂

体温　(　　　　)℃

昨日の日付を書きましょう！

体重　(　　　　)kg

お通じ　あり(　　)回・なし

　　月　　　日(　　)

睡眠　(　　:　　～　　:　　)

□ 朝食：

□ 昼食：

□ 夕食：

□ やったこと：

□ 会った人：

□ 楽しかったこと・よかったこと：

1か月目

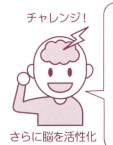

チャレンジ！

さらに脳を活性化

先週の印象的だったニュースを一つ思い出して、書き出してください。

🖉 思い出しエクササイズ

昨日の日付を書きましょう！

月　　日（　）

天気　☀　☁　☂
体温　（　　　）℃
体重　（　　　）kg
お通じ　あり（　　）回・なし
睡眠　（　：　～　：　）

☐ 朝食：

☐ 昼食：

☐ 夕食：

☐ やったこと：

☐ 会った人：

☐ 楽しかったこと・よかったこと：

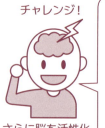

チャレンジ！

さらに脳を活性化

家にある家電製品をできる限り書き出してください。

🖉 思い出しエクササイズ

昨日の日付を書きましょう！

　　月　　　日（　　）

天気　☀　　
体温　（　　　　）℃
体重　（　　　　）kg
お通じ　あり（　　）回・なし
睡眠　（　　：　　～　　：　　）

□ 朝食：

□ 昼食：

□ 夕食：

□ やったこと：

□ 会った人：

□ 楽しかったこと・よかったこと：

1か月目

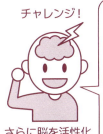

チャレンジ！

印象に残ったニュースを三つ書き出してください。

さらに脳を活性化

思い出しエクササイズ

昨日の日付を書きましょう！

月　　日（　）

天気　☀　☁　☂
体温　（　　　）℃
体重　（　　　）kg
お通じ　あり（　　）回・なし
睡眠　（　　：　　～　　：　　）

☐ 朝食：

☐ 昼食：

☐ 夕食：

☐ やったこと：

☐ 会った人：

☐ 楽しかったこと・よかったこと：

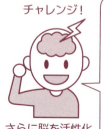

チャレンジ！

さらに脳を活性化

どのような服を着ていたかを、なるべく詳しく書き出してください。

🖉 思い出しエクササイズ

昨日の日付を書きましょう！

　　月　　　日（　　）

天気　☀　　
体温　（　　　　）℃
体重　（　　　　）kg
お通じ　あり（　　）回・なし
睡眠　（　　：　　～　　：　　）

☐ 朝食：

☐ 昼食：

☐ 夕食：

☐ やったこと：

☐ 会った人：

☐ 楽しかったこと・よかったこと：

1か月目

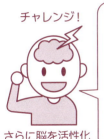

チャレンジ！

さらに脳を活性化

印象に残ったテレビ（ラジオ）番組名を一つあげ、内容を書き出してください。

思い出しエクササイズ

昨日の日付を書きましょう！

　　月　　　日（　　）

天気　☀　　☁　　☂
体温　（　　　　）℃
体重　（　　　　）kg
お通じ　あり（　　）回・なし
睡眠　（　：　　～　：　　）

□ 朝食：

□ 昼食：

□ 夕食：

□ やったこと：

□ 会った人：

□ 楽しかったこと・よかったこと：

チャレンジ！

さらに脳を活性化

10代のときに好きだった曲を一つあげ、歌詞をできる限り書き出してください。

思い出しエクササイズ

2か月目

1日遅れの日記は、少しずつ慣れてきたでしょうか？
「当日メモ欄」もうまく活用しながら、
コツコツと続けていきましょう。
脳は確実に活性化していきます。

今月の目標

_____

_____

_____

_____

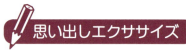 思い出しエクササイズ

昨日の日付を書きましょう！

月　　日（　）

天気　☀　☁　☂
体温　（　　　）℃
体重　（　　　）kg
お通じ　あり（　）回・なし
睡眠　（　：　～　：　）

□ 朝食：

□ 昼食：

□ 夕食：

□ やったこと：

□ 会った人：

□ 楽しかったこと・よかったこと：

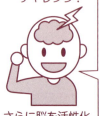

チャレンジ！

さらに脳を活性化

印象に残ったニュースを三つ書き出してください。

思い出しエクササイズ

昨日の日付を書きましょう！

月　　日（　）

天気　☀　☁　☂
体温　（　　　）℃
体重　（　　　）kg
お通じ　あり（　　）回・なし
睡眠　（　：　～　：　）

☐ 朝食：

☐ 昼食：

☐ 夕食：

☐ やったこと：

☐ 会った人：

☐ 楽しかったこと・よかったこと：

2か月目

チャレンジ！

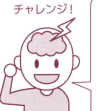

さらに脳を活性化

どのような服を着ていたかを、なるべく詳しく書き出してください。

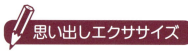 思い出しエクササイズ

天気 ☀ ☁ ☂

体温 (   ) ℃

昨日の日付を書きましょう！

体重 (   ) kg

お通じ　あり(   )回・なし

月　　日（　）

睡眠 (　：　～　：　)

□ 朝食：

□ 昼食：

□ 夕食：

□ やったこと：

□ 会った人：

□ 楽しかったこと・よかったこと：

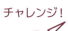 チャレンジ！

印象に残ったテレビ（ラジオ）番組名を一つあげ、内容を書き出してください。

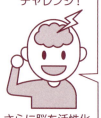 さらに脳を活性化

🖉 思い出しエクササイズ

昨日の日付を書きましょう！

月　　日（　）

天気　☀　　
体温　（　　　）℃
体重　（　　　）kg
お通じ　あり（　　）回・なし
睡眠　（　：　～　：　）

□ 朝食：

□ 昼食：

□ 夕食：

□ やったこと：

□ 会った人：

□ 楽しかったこと・よかったこと：

2か月目

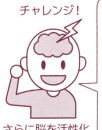

チャレンジ！

最近、季節を感じた出来事を一つ書き出してください。

さらに脳を活性化

思い出しエクササイズ

昨日の日付を書きましょう！

月　　日（　）

天気　☀　☁　☂
体温　（　　　）℃
体重　（　　　）kg
お通じ　あり（　　）回・なし
睡眠　（　：　～　：　）

□ 朝食：

□ 昼食：

□ 夕食：

□ やったこと：

□ 会った人：

□ 楽しかったこと・よかったこと：

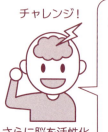

チャレンジ！

さらに脳を活性化

最後に送った手紙やメールは誰宛のもので、どのような内容でしたか？

思い出しエクササイズ

昨日の日付を書きましょう！

月　　　日（　）

天気　
体温　（　　　　）℃
体重　（　　　　）kg
お通じ　あり（　　）回・なし
睡眠　（　：　～　：　）

□ 朝食：

□ 昼食：

□ 夕食：

□ やったこと：

□ 会った人：

□ 楽しかったこと・よかったこと：

2か月目

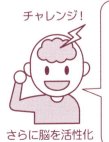

チャレンジ！

さらに脳を活性化

この日支払ったものの項目と金額を、できる限り思い出して書いてください。

思い出しエクササイズ

昨日の日付を書きましょう！

　　月　　日（　）

天気　☀　☁　☂
体温　（　　　）℃
体重　（　　　）kg
お通じ　あり（　　）回・なし
睡眠　（　：　～　：　）

☐ 朝食：

☐ 昼食：

☐ 夕食：

☐ やったこと：

☐ 会った人：

☐ 楽しかったこと・よかったこと：

チャレンジ！

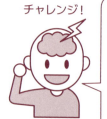

さらに脳を活性化

印象に残ったニュースを三つ書き出してください。

思い出しエクササイズ

昨日の日付を書きましょう！

月　　　日（　　）

天気　☀　　
体温　（　　　　）℃
体重　（　　　　）kg
お通じ　あり（　　）回・なし
睡眠　（　：　　～　：　　）

□ 朝食：

□ 昼食：

□ 夕食：

□ やったこと：

□ 会った人：

□ 楽しかったこと・よかったこと：

2か月目

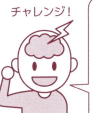

チャレンジ！

さらに脳を活性化

どのような服を着ていたかを、なるべく詳しく書き出してください。

思い出しエクササイズ

昨日の日付を書きましょう！

月　　　日（　　）

天気　☀　☁　☂
体温　（　　　）℃
体重　（　　　）kg
お通じ　あり（　　）回・なし
睡眠　（　：　～　：　）

☐ 朝食：

☐ 昼食：

☐ 夕食：

☐ やったこと：

☐ 会った人：

☐ 楽しかったこと・よかったこと：

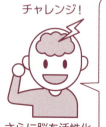

チャレンジ！
さらに脳を活性化

印象に残ったテレビ（ラジオ）番組名を一つあげ、内容を書き出してください。

思い出しエクササイズ

昨日の日付を書きましょう！

　　月　　　日（　　）

天気　☀️　☁️　☂️
体温　（　　　　）℃
体重　（　　　　）kg
お通じ　あり（　　）回・なし
睡眠　（　：　～　：　）

□ 朝食：

□ 昼食：

□ 夕食：

□ やったこと：

□ 会った人：

□ 楽しかったこと・よかったこと：

2か月目

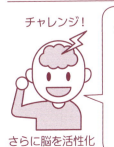

チャレンジ！

さらに脳を活性化

最後に送った手紙やメールは誰宛のもので、どのような内容でしたか？

思い出しエクササイズ

昨日の日付を書きましょう！

月　　日（　）

天気　☀　☁　☂
体温　（　　　）℃
体重　（　　　）kg
お通じ　あり（　　）回・なし
睡眠　（　：　～　：　）

□ 朝食：

□ 昼食：

□ 夕食：

□ やったこと：

□ 会った人：

□ 楽しかったこと・よかったこと：

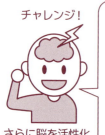

チャレンジ！

さらに脳を活性化

この日支払ったものの項目と金額を、できる限り思い出して書いてください。

思い出しエクササイズ

昨日の日付を書きましょう！

月　　日（　）

天気　☀　☁　☂
体温　（　　　）℃
体重　（　　　）kg
お通じ　あり（　　）回・なし
睡眠　（　：　～　：　）

□ 朝食：

□ 昼食：

□ 夕食：

□ やったこと：

□ 会った人：

□ 楽しかったこと・よかったこと：

2か月目

チャレンジ！

さらに脳を活性化

最近、一番笑った出来事を書き出してください。

思い出しエクササイズ

昨日の日付を書きましょう！

　　月　　　日（　　）

天気　☀　☁　☂
体温　（　　　　）℃
体重　（　　　　）kg
お通じ　あり（　　）回・なし
睡眠　（　　：　　～　　：　　）

☐ 朝食：

☐ 昼食：

☐ 夕食：

☐ やったこと：

☐ 会った人：

☐ 楽しかったこと・よかったこと：

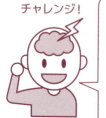

チャレンジ！
さらに脳を活性化

中学3年生のときの同級生の名前を3人書き出してください。

思い出しエクササイズ

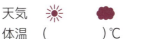

天気　☀　☁　☂
体温　（　　　）℃
体重　（　　　）kg
お通じ　あり（　　）回・なし
睡眠　（　：　～　：　）

昨日の日付を書きましょう！

　　月　　　日（　）

□ 朝食：

□ 昼食：

□ 夕食：

□ やったこと：

□ 会った人：

□ 楽しかったこと・よかったこと：

2か月目

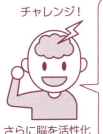

チャレンジ！

さらに脳を活性化

印象に残ったニュースを三つ書き出してください。

思い出しエクササイズ

昨日の日付を書きましょう！

　月　　日（　）

天気　☀　☁　☂
体温　（　　　）℃
体重　（　　　）kg
お通じ　あり（　　）回・なし
睡眠　（　：　～　：　）

☐ 朝食：

☐ 昼食：

☐ 夕食：

☐ やったこと：

☐ 会った人：

☐ 楽しかったこと・よかったこと：

チャレンジ！

さらに脳を活性化

どのような服を着ていたかを、なるべく詳しく書き出してください。

思い出しエクササイズ

昨日の日付を書きましょう！

月　　日（　）

天気　☀　☁　☂
体温　（　　　）℃
体重　（　　　）kg
お通じ　あり（　）回・なし
睡眠　（　：　～　：　）

□ 朝食：

□ 昼食：

□ 夕食：

□ やったこと：

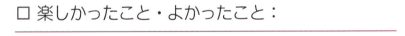

□ 会った人：

□ 楽しかったこと・よかったこと：

2か月目

チャレンジ！

さらに脳を活性化

印象に残ったテレビ（ラジオ）番組名を一つあげ、内容を書き出してください。

思い出しエクササイズ

天気 ☀ ☁ ☂
体温 (　　　) ℃
体重 (　　　) kg
お通じ　あり(　　)回・なし
睡眠 (　:　～　:　)

昨日の日付を書きましょう！

月　　日（　）

□ 朝食：

□ 昼食：

□ 夕食：

□ やったこと：

□ 会った人：

□ 楽しかったこと・よかったこと：

チャレンジ！

最後に送った手紙やメールは誰宛のもので、どのような内容でしたか？

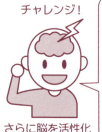

さらに脳を活性化

思い出しエクササイズ

昨日の日付を書きましょう！

月　　　日（　）

天気　☀　☁　☂
体温　（　　　）℃
体重　（　　　）kg
お通じ　あり（　）回・なし
睡眠　（　：　～　：　）

□ 朝食：

□ 昼食：

□ 夕食：

□ やったこと：

□ 会った人：

□ 楽しかったこと・よかったこと：

2か月目

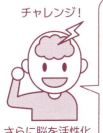

チャレンジ！

さらに脳を活性化

この日支払ったものの項目と金額を、できる限り思い出して書いてください。

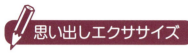 思い出しエクササイズ

天気 ☀ ☁ ☂
体温 (　　　)℃
体重 (　　　)kg
お通じ あり(　　)回・なし
睡眠 (　：　～　：　)

昨日の日付を書きましょう！

　月　　日(　)

☐ 朝食：

☐ 昼食：

☐ 夕食：

☐ やったこと：

☐ 会った人：

☐ 楽しかったこと・よかったこと：

チャレンジ！
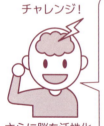
さらに脳を活性化

好きな映画を一つあげ、登場人物名をできる限り書き出してください。

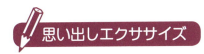 思い出しエクササイズ

天気 ☀ ☁ ☂

体温 (　　　)℃

昨日の日付を書きましょう！

体重 (　　　)kg

お通じ　あり(　　)回・なし

月　　日(　　)

睡眠 (　　:　　～　　:　　)

□ 朝食：

□ 昼食：

□ 夕食：

□ やったこと：

□ 会った人：

□ 楽しかったこと・よかったこと：

2か月目

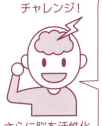

チャレンジ！

さらに脳を活性化

10代、20代のときに好きだったスポーツ選手を3人あげてください。

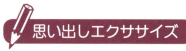 思い出しエクササイズ

天気 ☀ ☁ ☂
体温 (　　　)℃
体重 (　　　)kg
お通じ　あり(　　)回・なし
睡眠 (　:　～　:　)

昨日の日付を書きましょう！

月　　日(　)

□ 朝食：

□ 昼食：

□ 夕食：

□ やったこと：

□ 会った人：

□ 楽しかったこと・よかったこと：

 チャレンジ！

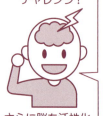 さらに脳を活性化

印象に残ったニュースを三つ書き出してください。

思い出しエクササイズ

天気　☀　☁　☂
体温　(　　　)℃
体重　(　　　)kg
お通じ　あり(　　)回・なし
睡眠　(　：　〜　：　)

昨日の日付を書きましょう！

　月　　日（　）

□ 朝食：

□ 昼食：

□ 夕食：

□ やったこと：

□ 会った人：

□ 楽しかったこと・よかったこと：

2か月目

チャレンジ！

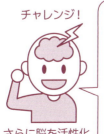

さらに脳を活性化

どのような服を着ていたかを、なるべく詳しく書き出してください。

思い出しエクササイズ

昨日の日付を書きましょう！

月　　日（　　）

天気　☀　☁　☂
体温　（　　　）℃
体重　（　　　）kg
お通じ　あり（　　）回・なし
睡眠　（　　：　　～　　：　　）

☐ 朝食：

☐ 昼食：

☐ 夕食：

☐ やったこと：

☐ 会った人：

☐ 楽しかったこと・よかったこと：

チャレンジ！

さらに脳を活性化

これまで行った旅行のなかで、楽しかった思い出を一つあげてください。

思い出しエクササイズ

昨日の日付を書きましょう！

月　　日（　）

天気　☀　　
体温　（　　　）℃
体重　（　　　）kg
お通じ　あり（　　）回・なし
睡眠　（　：　～　：　）

□ 朝食：

□ 昼食：

□ 夕食：

□ やったこと：

□ 会った人：

□ 楽しかったこと・よかったこと：

2か月目

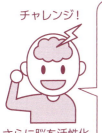

チャレンジ！

さらに脳を活性化

最後に送った手紙やメールは誰宛のもので、どのような内容でしたか？

思い出しエクササイズ

| 天気 | ☀ | ☁ | ☂ |

体温　(　　　　)℃
体重　(　　　　)kg
お通じ　あり(　　)回・なし
睡眠　(　　:　　～　　:　　)

昨日の日付を書きましょう！

月　　日(　　)

□ 朝食：

□ 昼食：

□ 夕食：

□ やったこと：

□ 会った人：

□ 楽しかったこと・よかったこと：

チャレンジ！

さらに脳を活性化

この日支払ったものの項目と金額を、できる限り思い出して書いてください。

思い出しエクササイズ

昨日の日付を書きましょう！

月　　日（　）

天気　☀　　
体温　（　　　）℃
体重　（　　　）kg
お通じ　あり（　　）回・なし
睡眠　（　：　～　：　）

☐ 朝食：

☐ 昼食：

☐ 夕食：

☐ やったこと：

☐ 会った人：

☐ 楽しかったこと・よかったこと：

2か月目

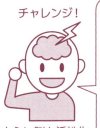

チャレンジ！

先週の印象的だったニュースを一つ思い出して、書き出してください。

さらに脳を活性化

📝 思い出しエクササイズ

昨日の日付を書きましょう！

　月　　日（　）

天気　☀　　☁　　☂
体温　（　　　）℃
体重　（　　　）kg
お通じ　あり（　　）回・なし
睡眠　（　：　～　：　）

☐ 朝食：

☐ 昼食：

☐ 夕食：

☐ やったこと：

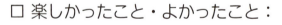

☐ 会った人：

☐ 楽しかったこと・よかったこと：

チャレンジ！

冷蔵庫に入っている食材をできる限り書き出してください。

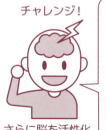

さらに脳を活性化

思い出しエクササイズ

昨日の日付を書きましょう！

月　　日（　）

天気　☀　☁　☂
体温　（　　　）℃
体重　（　　　）kg
お通じ　あり（　　）回・なし
睡眠　（　：　～　：　）

□ 朝食：

□ 昼食：

□ 夕食：

□ やったこと：

□ 会った人：

□ 楽しかったこと・よかったこと：

2か月目

チャレンジ！

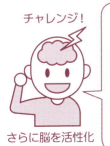

さらに脳を活性化

印象に残ったニュースを三つ書き出してください。

思い出しエクササイズ

昨日の日付を書きましょう！

月　　日（　）

天気　☀　☁　☂
体温　（　　　）℃
体重　（　　　）kg
お通じ　あり（　　）回・なし
睡眠　（　：　～　：　）

☐ 朝食：

☐ 昼食：

☐ 夕食：

☐ やったこと：

☐ 会った人：

☐ 楽しかったこと・よかったこと：

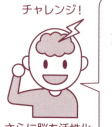

チャレンジ！

さらに脳を活性化

どのような服を着ていたかを、なるべく詳しく書き出してください。

思い出しエクササイズ

昨日の日付を書きましょう！

月　　日（　）

天気　☀　☁　☂
体温　（　　　）℃
体重　（　　　）kg
お通じ　あり（　　）回・なし
睡眠　（　：　～　：　）

□ 朝食：

□ 昼食：

□ 夕食：

□ やったこと：

□ 会った人：

□ 楽しかったこと・よかったこと：

2か月目

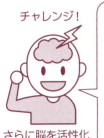

チャレンジ！

さらに脳を活性化

印象に残ったテレビ（ラジオ）番組名を一つあげ、内容を書き出してください。

思い出しエクササイズ

昨日の日付を書きましょう！

月　　日（　）

天気　☀　☁　☂
体温　（　　　）℃
体重　（　　　）kg
お通じ　あり（　　）回・なし
睡眠　（　：　～　：　）

☐ 朝食：

☐ 昼食：

☐ 夕食：

☐ やったこと：

☐ 会った人：

☐ 楽しかったこと・よかったこと：

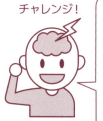

チャレンジ！

さらに脳を活性化

20代のときに好きだった曲を一つあげ、歌詞をできる限り書き出してください。

思い出しエクササイズ

3か月目

最後の1か月のスタートです。
慣れてきたら〝2日遅れ〟にも挑戦してみましょう。

今月の目標

_____

_____

_____

_____

思い出しエクササイズ

昨日の日付を書きましょう！

月　　日（　　）

天気　☀　☁　☂
体温　（　　　）℃
体重　（　　　）kg
お通じ　あり（　　）回・なし
睡眠　（　：　～　：　）

☐ 朝食：

☐ 昼食：

☐ 夕食：

☐ やったこと：

☐ 会った人：

☐ 楽しかったこと・よかったこと：

チャレンジ！

印象に残ったニュースを三つ書き出してください。

さらに脳を活性化

思い出しエクササイズ

昨日の日付を書きましょう！

　月　　　日（　）

天気　☀　　
体温　（　　　　）℃
体重　（　　　　）kg
お通じ　あり（　　）回・なし
睡眠　（　：　～　：　）

☐ 朝食：

☐ 昼食：

☐ 夕食：

☐ やったこと：

☐ 会った人：

☐ 楽しかったこと・よかったこと：

3か月目

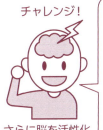

チャレンジ！

さらに脳を活性化

どのような服を着ていたかを、なるべく詳しく書き出してください。

思い出しエクササイズ

昨日の日付を書きましょう！

　　月　　　日（　　）

天気　☀　　☁　　☂
体温　（　　　　）℃
体重　（　　　　）kg
お通じ　あり（　　）回・なし
睡眠　（　：　～　：　）

☐ 朝食：

☐ 昼食：

☐ 夕食：

☐ やったこと：

☐ 会った人：

☐ 楽しかったこと・よかったこと：

チャレンジ！
さらに脳を活性化

印象に残ったテレビ（ラジオ）番組名を一つあげ、内容を書き出してください。

思い出しエクササイズ

昨日の日付を書きましょう！

月　　日（　）

天気　☀　☁　☂
体温（　　　）℃
体重（　　　）kg
お通じ　あり（　　）回・なし
睡眠（　：　～　：　）

□ 朝食：

□ 昼食：

□ 夕食：

□ やったこと：

□ 会った人：

□ 楽しかったこと・よかったこと：

3か月目

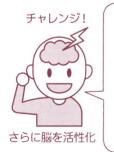

チャレンジ！

さらに脳を活性化

最近、季節を感じた出来事を一つ書き出してください。

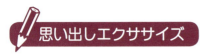 思い出しエクササイズ

天気 ☀ ☁ ☂
体温 (　　　) ℃
体重 (　　　) kg
お通じ　あり(　　) 回・なし
睡眠 (　：　～　：　)

昨日の日付を書きましょう！

月　　日 (　　)

□ 朝食：

□ 昼食：

□ 夕食：

□ やったこと：

□ 会った人：

□ 楽しかったこと・よかったこと：

 チャレンジ！

最後に送った手紙やメールは誰宛のもので、どのような内容でしたか？

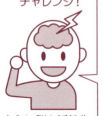 さらに脳を活性化

思い出しエクササイズ

昨日の日付を書きましょう！

月　　　日（　）

天気　☀　☁　☂
体温　（　　　）℃
体重　（　　　）kg
お通じ　あり（　　）回・なし
睡眠　（　：　～　：　）

☐ 朝食：

☐ 昼食：

☐ 夕食：

☐ やったこと：

☐ 会った人：

☐ 楽しかったこと・よかったこと：

3か月目

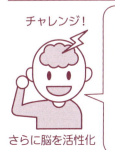

チャレンジ！

さらに脳を活性化

この日支払ったものの項目と金額を、できる限り思い出して書いてください。

思い出しエクササイズ

昨日の日付を書きましょう！

月　　日（　　）

天気　☀　　☁　　☂
体温　（　　　）℃
体重　（　　　）kg
お通じ　あり（　　）回・なし
睡眠　（　：　～　：　）

☐ 朝食：

☐ 昼食：

☐ 夕食：

☐ やったこと：

☐ 会った人：

☐ 楽しかったこと・よかったこと：

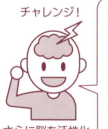

チャレンジ！

さらに脳を活性化

印象に残ったニュースを三つ書き出してください。

📝 思い出しエクササイズ

昨日の日付を書きましょう！

　　月　　　日（　）

天気　☀　☁　☂
体温　（　　　）℃
体重　（　　　）kg
お通じ　あり（　　）回・なし
睡眠　（　：　　～　：　　）

□ 朝食：

□ 昼食：

□ 夕食：

□ やったこと：

□ 会った人：

□ 楽しかったこと・よかったこと：

3か月目

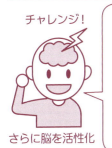

チャレンジ！

さらに脳を活性化

どのような服を着ていたかを、なるべく詳しく書き出してください。

思い出しエクササイズ

昨日の日付を書きましょう！

月　　日（　）

天気　☀　☁　☂
体温　（　　　）℃
体重　（　　　）kg
お通じ　あり（　　）回・なし
睡眠　（　：　～　：　）

☐ 朝食：

☐ 昼食：

☐ 夕食：

☐ やったこと：

☐ 会った人：

☐ 楽しかったこと・よかったこと：

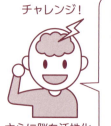

チャレンジ！

さらに脳を活性化

印象に残ったテレビ（ラジオ）番組名を一つあげ、内容を書き出してください。

思い出しエクササイズ

昨日の日付を書きましょう！

月　　日（　）

天気　☀　　
体温　（　　　）℃
体重　（　　　）kg
お通じ　あり（　　）回・なし
睡眠　（　：　～　：　）

□ 朝食：

□ 昼食：

□ 夕食：

□ やったこと：

□ 会った人：

□ 楽しかったこと・よかったこと：

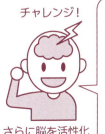

チャレンジ！

さらに脳を活性化

最後に送った手紙やメールは誰宛のもので、どのような内容でしたか？

3か月目

📝 思い出しエクササイズ

天気　☀️　☁️　☂️
体温　(　　　　)℃

昨日の日付を書きましょう！

体重　(　　　　)kg
お通じ　あり(　　)回・なし

　　月　　　日(　　)

睡眠　(　　:　　～　　:　　)

□ 朝食：

□ 昼食：

□ 夕食：

□ やったこと：

□ 会った人：

□ 楽しかったこと・よかったこと：

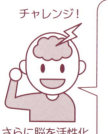

チャレンジ！

さらに脳を活性化

この日支払ったものの項目と金額を、できる限り思い出して書いてください。

思い出しエクササイズ

天気 ☀ ☁ ☂
体温 (　　　)℃
体重 (　　　)kg
お通じ　あり(　　)回・なし
睡眠 (　:　　～　:　　)

昨日の日付を書きましょう！

　月　　日(　)

□ 朝食：

□ 昼食：

□ 夕食：

□ やったこと：

□ 会った人：

□ 楽しかったこと・よかったこと：

3か月目

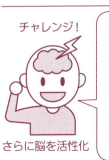

チャレンジ！

さらに脳を活性化

最近、一番笑った出来事を書き出してください。

思い出しエクササイズ

昨日の日付を書きましょう！

　　月　　　日（　）

天気　☀　☁　☂
体温　（　　　）℃
体重　（　　　）kg
お通じ　あり（　　）回・なし
睡眠　（　　：　　～　　：　　）

☐ 朝食：

☐ 昼食：

☐ 夕食：

☐ やったこと：

☐ 会った人：

☐ 楽しかったこと・よかったこと：

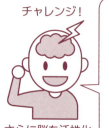

チャレンジ！

さらに脳を活性化

幼少期、近所に住んでいた友だちの名前を3人書き出してください。

🖊 思い出しエクササイズ

天気　☀　☁　☂
体温　(　　　)℃
体重　(　　　)kg
お通じ　あり(　　)回・なし
睡眠　(　　:　　〜　　:　　)

昨日の日付を書きましょう！

　月　　　日(　)

□ 朝食：

□ 昼食：

□ 夕食：

□ やったこと：

□ 会った人：

□ 楽しかったこと・よかったこと：

3か月目

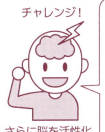

チャレンジ！

さらに脳を活性化

印象に残ったニュースを三つ書き出してください。

思い出しエクササイズ

昨日の日付を書きましょう！

月　　日（　）

天気　☀　　☁　　☂
体温　（　　　）℃
体重　（　　　）kg
お通じ　あり（　　）回・なし
睡眠　（　　：　　～　　：　　）

☐ 朝食：

☐ 昼食：

☐ 夕食：

☐ やったこと：

☐ 会った人：

☐ 楽しかったこと・よかったこと：

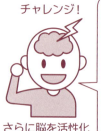

チャレンジ！

さらに脳を活性化

どのような服を着ていたかを、なるべく詳しく書き出してください。

🖉 思い出しエクササイズ

天気 ☀ ☁ ☂
体温（　　　　）℃

昨日の日付を書きましょう！
体重（　　　　）kg
お通じ あり（　　）回・なし

月　　日（　）
睡眠（　：　～　：　）

□ 朝食：

□ 昼食：

□ 夕食：

□ やったこと：

□ 会った人：

□ 楽しかったこと・よかったこと：

3か月目

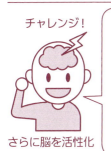

チャレンジ！

さらに脳を活性化

印象に残ったテレビ（ラジオ）番組名を一つあげ、内容を書き出してください。

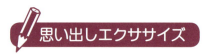 思い出しエクササイズ

天気 ☀ ☁ ☂
体温 (　　　)℃
体重 (　　　)kg
お通じ　あり(　　)回・なし
睡眠 (　：　～　：　)

昨日の日付を書きましょう！

月　　日(　)

□ 朝食：

□ 昼食：

□ 夕食：

□ やったこと：

□ 会った人：

□ 楽しかったこと・よかったこと：

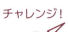
チャレンジ！

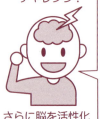
さらに脳を活性化

最後に送った手紙やメールは誰宛のもので、どのような内容でしたか？

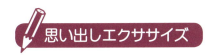 思い出しエクササイズ

天気 ☀ ☁ ☂
体温 (　　　　)℃
体重 (　　　　)kg
お通じ　あり(　　)回・なし
睡眠 (　:　　～　　:　　)

昨日の日付を書きましょう！

　月　　　日(　)

□ 朝食：

□ 昼食：

□ 夕食：

□ やったこと：

□ 会った人：

□ 楽しかったこと・よかったこと：

3か月目

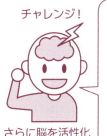
チャレンジ！
さらに脳を活性化

この日支払ったものの項目と金額を、できる限り思い出して書いてください。

思い出しエクササイズ

昨日の日付を書きましょう！

月　　日（　　）

天気　☀　☁　☂
体温　（　　　）℃
体重　（　　　）kg
お通じ　あり（　　）回・なし
睡眠　（　：　～　：　）

□ 朝食：

□ 昼食：

□ 夕食：

□ やったこと：

□ 会った人：

□ 楽しかったこと・よかったこと：

チャレンジ！

好きなドラマを一つあげ、登場人物名をできる限り書き出してください。

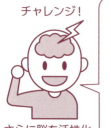

さらに脳を活性化

思い出しエクササイズ

昨日の日付を書きましょう！

月　　日（　）

天気　☀　　
体温　（　　　）℃
体重　（　　　）kg
お通じ　あり（　）回・なし
睡眠　（　：　～　：　）

□ 朝食：

□ 昼食：

□ 夕食：

□ やったこと：

□ 会った人：

□ 楽しかったこと・よかったこと：

3か月目

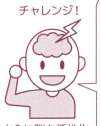

チャレンジ！

さらに脳を活性化

10代、20代のときに好きだった歌手、演奏家を3人あげてください。

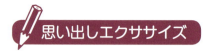 思い出しエクササイズ

天気　☀　☁　☂
体温　(　　　)℃
体重　(　　　)kg
お通じ　あり(　　)回・なし
睡眠　(　　:　　～　　:　　)

昨日の日付を書きましょう！

月　　日(　)

□ 朝食：

□ 昼食：

□ 夕食：

□ やったこと：

□ 会った人：

□ 楽しかったこと・よかったこと：

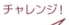 チャレンジ！

印象に残ったニュースを三つ書き出してください。

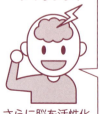 さらに脳を活性化

思い出しエクササイズ

天気 ☀
体温 (　　　　)℃
体重 (　　　　)kg
お通じ　あり(　　)回・なし
睡眠 (　：　～　：　)

昨日の日付を書きましょう！

月　　日(　)

□ 朝食：

□ 昼食：

□ 夕食：

□ やったこと：

□ 会った人：

□ 楽しかったこと・よかったこと：

3か月目

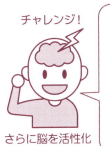

チャレンジ！

さらに脳を活性化

どのような服を着ていたかを、なるべく詳しく書き出してください。

思い出しエクササイズ

昨日の日付を書きましょう！

　　月　　　日（　　）

天気　☀️　☁️　☂️
体温　（　　　　）℃
体重　（　　　　）kg
お通じ　あり（　　）回・なし
睡眠　（　：　～　：　）

☐ 朝食：

☐ 昼食：

☐ 夕食：

☐ やったこと：

☐ 会った人：

☐ 楽しかったこと・よかったこと：

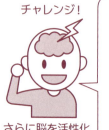

チャレンジ！

さらに脳を活性化

印象に残ったテレビ（ラジオ）番組名を一つあげ、内容を書き出してください。

思い出しエクササイズ

天気 ☀ ☁ ☂
体温 (　　　) ℃
体重 (　　　) kg
お通じ あり(　　)回・なし
睡眠 (　:　 〜 　: 　)

昨日の日付を書きましょう！

月　　日（　　）

□ 朝食：

□ 昼食：

□ 夕食：

□ やったこと：

□ 会った人：

□ 楽しかったこと・よかったこと：

3か月目

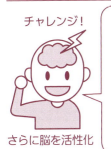

チャレンジ！
さらに脳を活性化

最後に送った手紙やメールは誰宛のもので、どのような内容でしたか？

🖉 思い出しエクササイズ

昨日の日付を書きましょう！

月　　　日（　　）

天気　☀　　☁　　☂
体温　（　　　　）℃
体重　（　　　　）kg
お通じ　あり（　　）回・なし
睡眠　（　　:　　～　　:　　）

□ 朝食：

□ 昼食：

□ 夕食：

□ やったこと：

□ 会った人：

□ 楽しかったこと・よかったこと：

チャレンジ！

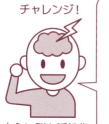

さらに脳を活性化

> この日支払ったものの項目と金額を、できる限り思い出して書いてください。

思い出しエクササイズ

昨日の日付を書きましょう！

月　　日（　）

天気　
体温　（　　　　）℃
体重　（　　　　）kg
お通じ　あり（　　）回・なし
睡眠　（　：　～　：　）

☐ 朝食：

☐ 昼食：

☐ 夕食：

☐ やったこと：

☐ 会った人：

☐ 楽しかったこと・よかったこと：

3か月目

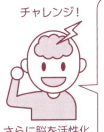

チャレンジ！

先週の印象的だったニュースを一つ思い出して、書き出してください。

さらに脳を活性化

📝 思い出しエクササイズ

昨日の日付を書きましょう！

　　月　　　日（　　）

天気　☀️　　☁️　　☂️
体温　（　　　　）℃
体重　（　　　　）kg
お通じ　あり（　　）回・なし
睡眠　（　　：　　～　　：　　）

☐ 朝食：

☐ 昼食：

☐ 夕食：

☐ やったこと：

☐ 会った人：

☐ 楽しかったこと・よかったこと：

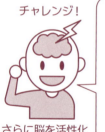

チャレンジ！

家の本棚にある本の書名をできる限り書き出してください。

さらに脳を活性化

思い出しエクササイズ

昨日の日付を書きましょう！

月　　日（　　）

天気
体温 （　　　）℃
体重 （　　　）kg
お通じ　あり（　　）回・なし
睡眠 （　：　～　：　）

□ 朝食：

□ 昼食：

□ 夕食：

□ やったこと：

□ 会った人：

□ 楽しかったこと・よかったこと：

3か月目

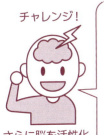

チャレンジ！

さらに脳を活性化

印象に残ったニュースを三つ書き出してください。

思い出しエクササイズ

昨日の日付を書きましょう！

月　　日（　　）

天気　☀　　☁　　☂
体温　（　　　　）℃
体重　（　　　　）kg
お通じ　あり（　　）回・なし
睡眠　（　　:　　～　　:　　）

☐ 朝食：

☐ 昼食：

☐ 夕食：

☐ やったこと：

☐ 会った人：

☐ 楽しかったこと・よかったこと：

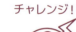

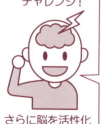

さらに脳を活性化

印象に残ったテレビ（ラジオ）番組名を一つあげ、内容を書き出してください。

🖉 思い出しエクササイズ

天気 ☀ ☁ ☂
体温 (　　　) ℃
体重 (　　　) kg
お通じ あり (　　) 回・なし
睡眠 (　：　～　：　)

昨日の日付を書きましょう！

　月　　日（　）

□ 朝食：

□ 昼食：

□ 夕食：

□ やったこと：

□ 会った人：

□ 楽しかったこと・よかったこと：

3か月目

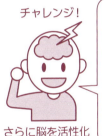

チャレンジ！

さらに脳を活性化

幼少期、友だちと遊ぶなかで、一番楽しかった思い出をあげてください。

思い出しエクササイズ

昨日の日付を書きましょう！

月　　　日（　）

天気　☀　☁　☂
体温　（　　　）℃
体重　（　　　）kg
お通じ　あり（　）回・なし
睡眠　（　：　～　：　）

☐ 朝食：

☐ 昼食：

☐ 夕食：

☐ やったこと：

☐ 会った人：

☐ 楽しかったこと・よかったこと：

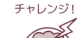

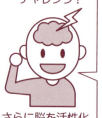

さらに脳を活性化

どのような服を着ていたかを、なるべく詳しく書き出してください。

当日メモ欄

今日のことを簡単にメモしておきましょう。
1日遅れの日記を書くにあたって、
どうしても思い出せないときに活用してください。

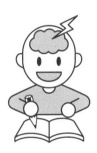

記憶を確実なものにするには書くこと。
これが物忘れ防止の確実な方法です。

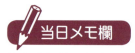 当日メモ欄

答え合わせのために、今日の出来事を簡単にメモしておきましょう！

日付　　　　　　　　メモ

月　　日（　）
☀　　☁　　☂

月　　日（　）
☀　　☁　　☂

月　　日（　）
☀　　☁　　☂

月　　日（　）
☀　　☁　　☂

月　　日（　）
☀　　☁　　☂

月　　日（　）
☀　　☁　　☂

月　　日（　）
☀　　☁　　☂

月　　日（　）
☀　　☁　　☂

月　　日（　）
☀　　☁　　☂

月　　日（　）
☀　　☁　　☂

日付	メモ
月　　　日（　） ☀ ☁ ☂	
月　　　日（　） ☀ ☁ ☂	
月　　　日（　） ☀ ☁ ☂	
月　　　日（　） ☀ ☁ ☂	
月　　　日（　） ☀ ☁ ☂	
月　　　日（　） ☀ ☁ ☂	
月　　　日（　） ☀ ☁ ☂	
月　　　日（　） ☀ ☁ ☂	
月　　　日（　） ☀ ☁ ☂	
月　　　日（　） ☀ ☁ ☂	
月　　　日（　） ☀ ☁ ☂	

当日メモ欄

日付	メモ
月　　日（　） ☀ ☁ ☂	
月　　日（　） ☀ ☁ ☂	
月　　日（　） ☀ ☁ ☂	
月　　日（　） ☀ ☁ ☂	
月　　日（　） ☀ ☁ ☂	
月　　日（　） ☀ ☁ ☂	
月　　日（　） ☀ ☁ ☂	
月　　日（　） ☀ ☁ ☂	
月　　日（　） ☀ ☁ ☂	
月　　日（　） ☀ ☁ ☂	
月　　日（　） ☀ ☁ ☂	

日付　　　　　　メモ

　　月　　日（　）

☀　☁　☂

　　月　　日（　）

☀　☁　☂

　　月　　日（　）

☀　☁　☂

　　月　　日（　）

☀　☁　☂

　　月　　日（　）

☀　☁　☂

　　月　　日（　）

☀　☁　☂

　　月　　日（　）

☀　☁　☂

　　月　　日（　）

☀　☁　☂

　　月　　日（　）

☀　☁　☂

　　月　　日（　）

☀　☁　☂

　　月　　日（　）

☀　☁　☂

当日メモ欄

日付	メモ
月　　日（　） ☀ ☁ ☂	
月　　日（　） ☀ ☁ ☂	
月　　日（　） ☀ ☁ ☂	
月　　日（　） ☀ ☁ ☂	
月　　日（　） ☀ ☁ ☂	
月　　日（　） ☀ ☁ ☂	
月　　日（　） ☀ ☁ ☂	
月　　日（　） ☀ ☁ ☂	
月　　日（　） ☀ ☁ ☂	
月　　日（　） ☀ ☁ ☂	
月　　日（　） ☀ ☁ ☂	

日付	メモ
月　　日（　） ☀ ☁ ☂	
月　　日（　） ☀ ☁ ☂	
月　　日（　） ☀ ☁ ☂	
月　　日（　） ☀ ☁ ☂	
月　　日（　） ☀ ☁ ☂	
月　　日（　） ☀ ☁ ☂	
月　　日（　） ☀ ☁ ☂	
月　　日（　） ☀ ☁ ☂	
月　　日（　） ☀ ☁ ☂	
月　　日（　） ☀ ☁ ☂	
月　　日（　） ☀ ☁ ☂	

当日メモ欄

日付	メモ
月　　日（　） ☀ ☁ ☂	
月　　日（　） ☀ ☁ ☂	
月　　日（　） ☀ ☁ ☂	
月　　日（　） ☀ ☁ ☂	
月　　日（　） ☀ ☁ ☂	
月　　日（　） ☀ ☁ ☂	
月　　日（　） ☀ ☁ ☂	
月　　日（　） ☀ ☁ ☂	
月　　日（　） ☀ ☁ ☂	
月　　日（　） ☀ ☁ ☂	
月　　日（　） ☀ ☁ ☂	

日付	メモ
月　　日（　） ☀ ☁ ☂	
月　　日（　） ☀ ☁ ☂	
月　　日（　） ☀ ☁ ☂	
月　　日（　） ☀ ☁ ☂	
月　　日（　） ☀ ☁ ☂	
月　　日（　） ☀ ☁ ☂	
月　　日（　） ☀ ☁ ☂	
月　　日（　） ☀ ☁ ☂	
月　　日（　） ☀ ☁ ☂	
月　　日（　） ☀ ☁ ☂	
月　　日（　） ☀ ☁ ☂	

当日メモ欄

日付　　　　　　メモ

　　月　　日（　）

　　月　　日（　）

　　月　　日（　）

　　月　　日（　）

　　月　　日（　）

　　月　　日（　）

　　月　　日（　）

　　月　　日（　）

　　月　　日（　）

　　月　　日（　）

　　月　　日（　）

監修者：米山 公啓（よねやま きみひろ）

1952年生まれ。作家・医学博士。専門は神経内科。1998年に聖マリアンナ医科大学内科助教授を退職。東京都あきる野市の米山医院で診療を続けながら作家活動を行っている。著作は280冊を超える。主な著作には『もの忘れを90％防ぐ法』（三笠書房）『いつも結果がついてくる人は「脳の片づけ」がうまい！』（青春出版）

ライター／原田 英子
編集・制作／株式会社ポリッシュ・ワーク
装丁・デザイン／針谷 由子

認知症を予防する１日遅れの日記帳【常用版】
今日から始めよう、いきいき脳活ダイアリー

2018年10月 1 日　第1刷発行
2024年12月19日　第4刷発行

監修　　米山 公啓

発行所　　株式会社 径書房（こみち）
〒150-0043
東京都渋谷区道玄坂1-10-8-2F-C
電話 03-6666-2971　FAX 03-6666-2972

印刷・製本　　中央精版印刷株式会社

@komichi shobo publishing 2018
Printed in Japan